CARIES DENTAIRES MULTIPLES

LEUR VALEUR DIAGNOSTIQUE & PRONOSTIQUE EN PATHOLOGIE GÉNÉRALE

PAR

Le Dr Henri ROCHÉ

BAR-LE-DUC

IMPRIMERIE COMTE-JACQUET, FACDOUEL, DIR.

1900

CARIES DENTAIRES MULTIPLES

LEUR VALEUR DIAGNOSTIQUE ET PRONOSTIQUE EN PATHOLOGIE GÉNÉRALE (1)

D'une communication qui vous a été lue, ou plutôt qui a été lue à vos prédécesseurs, puisqu'elle est du 24 ventôse an XI, j'ai retenu le passage suivant : « Le mauvais état des dents tient le plus souvent à des causes fort éloignées, affections rhumatismales ou goutteuses, scorbut, nerfs trop sensibles, état maladif des différentes parties du corps. Aussi la carie dépend-elle plus fréquemment d'une cause interne que d'une externe. » Et Duval, auteur de ces lignes, fort érudit, citant Hippocrate et bien d'autres, insiste pour que cette notion de l'influence de la santé générale sur la carie dentaire, résultat d'observations séculaires soit conservée. C'est ce qui n'est pas arrivé, car de nos jours cette théorie clinique a été fort malmenée.

« Il est désormais impossible, écrivait Magitot en 1867, de regarder la carie dentaire comme une affection d'origine interne et organique ou lésion vitale de nutrition, ainsi qu'on le croit généralement aujourd'hui. La carie dentaire résulte d'une altération purement chimique, soit par des ferments acides, développés au sein de

(1) Communication faite à la Société de Médecine de Paris, le 26 mai 1900.

la salive, soit par des substances altérantes introduites directement dans la bouche. »

On a souvent reproché à Magitot, d'une manière injuste et intéressée, de n'être pas assez dentiste, mais pour cette fois, il a formulé une théorie qui a satisfait complètement tous les dentistes, c'est-à-dire tous ceux qui considèrent l'appareil dentaire comme détaché du reste du corps humain, qui conçoivent chacune des dents comme de la matière non organisée, qui y taillent, y grattent, y mettent du ciment comme en quelque pierre que ce soit, dénués de cette idée directrice, que les organes de la mastication sont solidaires de tous les autres, et comme eux subissent le contre-coup des affections qui frappent l'un ou l'autre.

En négligeant, dans ce cas, les idées générales de médecine, base essentielle de la spécialité dentaire, Magitot a eu l'avantage et l'honneur de préparer les voies à la théorie microbienne de la carie, juste, il est vrai, mais totalement insuffisante à expliquer ces cas de caries multiples, qui se montrent à la suite de fatigue, de surmenage, et comme complication d'un mauvais état général, et dont je pourrais donner de nombreux exemples. Aussi que de médecins négligent de se préoccuper de la bouche de leurs malades à ce point de vue spécial ; ils se contentent de considérer leurs caries dentaires comme des foyers d'infection, les recommandent aux dentistes et prescrivent des soins antiseptiques. Le client se fait remettre « la bouche en état » suivant la formule, mais six mois plus tard, la situationse trouve aussi mauvaise, car de nouvelles caries se sont formées. A qui la faute ? au dentiste ? au client qui négligerait les soins de propreté ? loin de là. C'est le médecin qui, trop exclusivement imprégné des idées microbiennes, n'a pas voulu voir que la carie dentaire n'est pas seulement une maladie infectieuse, à évolution indépendante, mais aussi la complication d'un état maladif du tissu dentaire ; il est nécessaire à notre avis de considérer les caries, surtout les caries multiples, comme un symptôme important d'un mauvais état général. Aussi, la constatation de caries dentaires multiples dans une bouche a-t-elle, au point de vue de la santé générale, une valeur diagnostique et pronostique considérable.

Je citerai le cas de M^e^ (observation n° 490). Elle est venue nous consulter il y a près de deux ans. Elle venait d'avoir un deuxième enfant, et se plaignait de douleurs dentaires ; nous constatâmes alors quatre caries (vous savez que cela se présente fréquemment au cours et à la suite de la grossesse et de l'allaitement). A cette époque, sa santé était bonne et semblait encore bonne six mois après, quand elle vint nous revoir pour six nouvelles caries ; je lui conseillai de consulter son médecin et de se peser. C'est ce qu'elle fit ; l'examen médical ne révéla rien ; mais elle constata que son poids diminuait. Quand je la revis, il y a de cela un mois, elle avait perdu environ sept kilos ; le nombre total des dents atteintes (caries, extractions, obturations) était de vingt-cinq et son médecin la traite pour une tuberculose du sommet gauche.

Voilà donc un cas, parmi beaucoup d'autres, vraiment saisissant, où le premier signe d'une altération de la santé a été l'éclosion de caries dentaires multiples ; je me hâte de dire qu'il faut écarter toute hypothèse de mauvaise hygiène buccale ; c'est une personne fort soigneuse et fort attentive aux prescriptions antiseptiques ; si ses dents sont si facilement atteintes d'infection microbienne, c'est qu'elles présentent une susceptibilité particulière et nouvelle, c'est qu'elles sont en état de moindre résistance, c'est qu'une cause interne et d'ordre général en altère la vitalité.

On sait que l'émail d'une dent complètement formée, ne renferme plus, d'après Jolly, que 3 0/0 de matière organique. Les cellules du corps de la dent ont une dureté moins parfaite parce que la minéralisation est moins complète, elles contiennent 20 à 25 0/0 de matière organique, ce qui est la composition des cellules osseuses ordinaires. Le phosphate de chaux pénètre dans les cellules dentaires par osmose et le premier dépôt qui s'effectue apparaît comme noyau central. Celui-ci grossit par apports successifs à sa périphérie ; la substance conjonctive, le protoplasma initiaux se résorbent au fur et à mesure. Cette incrustation se continue jusqu'à minéralisation complète de la cellule. Si pendant cette évolution l'apport du phosphate de chaux s'abaisse, la minéralisation se trouvera ralentie : les dents sont très sensibles à ces variations dans les apports ; dans ce cas, si la minéralisation a été insuffisante, il y aura entre chaque cellule une masse conjonctive plus étendue qu'elle ne devrait être normalement. Ce sont ces points non minéralisés qui seront susceptibles de s'infecter et de s'altérer sous l'action des microbes et de leurs sous-produits. Mais on pourra considérer dans cette infériorité minérale du tissu dentaire au moins deux modes différents : ou bien il y aura minéralisation insuffisante en raison de troubles qui ont accompagné le développement, ou bien il y a déminéralisation, c'est-à-dire emprunt des sels minéraux du tissu dentaire pour les besoins généraux de l'organisme. Il y a donc deux grandes périodes où la dent peut se trouver atteinte de carie : d'abord à la période de développement, ensuite à la période d'état quand elle est complètement et définitivement évoluée.

Je veux encore à ce propos citer Magitot : « En ce qui concerne la première dentition, qui se produit comme on sait depuis le deuxième mois après la conception, ce sont les conditions de la mère, les accidents ou phénomènes divers de la gestation qui règlent les qualités de texture et l'organisation intime des dents pendant tout le temps de la vie intra-utérine. Il résulte de là que toutes conditions égales d'ailleurs, si la grossesse a été régulièrement normale, la première dentition sera correcte et résistante.

que si elle a été troublée et interrompue par des circonstance morbides quelconques, les dents présenteront un certain degré de défectuosité. »

On sait avec quel intérêt est suivie l'apparition des premières et des secondes dents : tout retard, toute anomalie indique une souffrance de la santé générale, mais s'il y a des caries la question augmente encore d'importance..On devra rechercher si cette altération du tissu dentaire doit être attribuée au retentissement sur l'enfant de la santé de la mère pendant la grossesse ; on se rappellera aussi que Parot a dit que dans la syphilis héréditaire la carie est une lésion très fréquente. Chez l'enfant, l'alimentation a notamment un retentissement considérable sur le système osseux ; suivant les substances ingérées, la minéralisation pourra se trouver modifiée. Laurent a trouvé que depuis l'emploi du lait concentré, le nombre des caries s'était accru dans une proportion considérable, surtout par insuffisance de chlorure de sodium. Il n'est pas douteux que la composition du lait donné comme aliment à l'enfant n'ait une importance extrême pour son développement osseux ultérieur. Pour citer un exemple justificatif je rappellerai que le lait de chienne, le plus nutritif puisqu'il contient 4 grammes de phosphate de chaux par litre, 8 à 12 0/0 de matières albuminoïdes, 10 à 12 0/0 de graisse et 10 à 12 grammes de matière minérale par litre a été donné en raison de cette richesse à des enfants rachitiques, par le Dr Bernard de Montbrun, et que leur guérison a été rapide, leur ossification parfaite, et ce qu'il y a de particulièrement intéressant, c'est que de jeunes chiens élevés avec du lait de femme, moins richement minéralisé, ont présenté des troubles de nutrition osseuse. Les jeunes chiens, en effet, ont un développement rapide : si le lait qui leur est fourni est moins minéralisé, leur ossification se trouve retardée ; chez l'homme, au contraire, le développement normal est bien plus long, et la quantité des sels minéraux à fournir devra donc être moins considérable. Pagès a prétendu, en conséquence, qu'il était à craindre que les enfants exclusivement élevés par la chienne ne soient par trop quadraturés, par trop trapus, par trop précoces. C'est ainsi, d'après Springer, que chez les enfants à taille trop grande, à développement démesuré, dont l'ossification se fait trop lentement et incomplètement, il est nécessaire de fixer les cellules osseuses, de les minéraliser, d'en empêcher l'accroissement ; car dans ce cas, la taille se trouve surélevée et les os mal formés. C'est en s'appuyant des mêmes idées, que les producteurs sont arrivés chez les bœufs de Durham, à arrêter la croissance à 3 ans au lieu de 5 à 6 ans, grâce à un régime alimentaire particulier et régulier, supprimant les temps d'arrêt de la croissance pendant les mauvaises saisons, et grâce à l'abondance et à la qualité des aliments ; ce sont les rations de précocité, qui hâtent la soudure des épiphyses des os longs parce qu'elles ne ménagent pas à l'organisme les principes nécessaires à l'ossification.

Cette digression n'aura pas été inutile : quand nous verrons maintenant en consultation un de ces enfants trop grands pour leur âge, atteint de caries dentaires multiples, nous songerons que seul le développement mal conduit a entraîné les lésions actuelles : alimentation mal réglée, maladies, mauvaise hygiène, surtout à la ville, auront produit ces tares indélébiles du tissu dentaire et même, désormais avertis, nous pourrons annoncer, rien qu'à l'aspect et à la dimension de certaines dents à coloration blanc-bleuâtre, due à la calcification et à la structure imparfaites de leur émail, leur fatale prédestination à la carie. Ajoutez à cela le surmenage des études, la fatigue critique de la puberté, et pour les jeunes filles et les femmes, le mariage, la grossesse et l'allaitement qui leur viennent en surcroît avant même leur complet développement, et nous aurons un tableau presque complet des causes physiologiques de l'insuffisance du tissu dentaire.

Toutes ces causes ont le même mode d'action : déminéralisation. On sait, d'après Beaunis, que le lendemain des jours de suractivité cérébrale, il y a augmentation de la quantité d'aliments ingérés et que le pain, les légumes sont recherchés de préférence, à cause du besoin de phosphate et de potasse. Il n'est pas rare chez les jeunes gens qui préparent des examens et des concours avec un travail intensif de voir éclater des caries multiples. Bien des cas de ce genre ont été observés et notamment par le Dr Sitherwood de Bloomington, chez de nombreux étudiants. On n'oubliera pas que la puberté chez le garçon et chez la jeune fille peuvent s'accompagner des mêmes complications ; et il n'y a pas lieu de s'étonner de ces rapports si l'on se rappelle que la castration se traduit chez les sujets par un allongement du squelette c'est-à-dire par un ralentissement de l'ossification.

Nous arrivons maintenant à l'influence de la grossesse et de l'allaitement. Est-il juste de considérer comme nécessaires et fatales les caries qui éclatent chez tant de femmes à cette période importante et essentielle de leur vie ? Assurément non ; ces caries indiquent simplement une insuffisance générale de l'organisme à satisfaire complètement à l'augmentation de consommation ; souvent, dès le début, on constate de la décoloration rapide de la face, un état d'anémie, accompagnés de désordres nerveux, d'appétit capricieux, de vomissements. Les phosphates éliminés au même moment devraient se retrouver en grande partie dans l'urine, et c'est le contraire qui se présente ; ces éléments y sont contenus en quantité extrêmement minime, bien inférieure aux moyennes les plus basses ; et c'est un état qui se continue jusqu'au cinquième et sixième mois de la grossesse.

Ducrest a remarqué depuis longtemps que chez la

femme à la même période tous les os du crâne s'épaississent d'une façon notable, que toutes les autres pièces du squelelte prennent part à cette augmentation de densité. Mais à la fin de la grossesse toute l'armature osseuse est revenue à son état normal. Le Dr Follin a signalé à la surface du bassin des concrétions ostéophytes de phosphate de chaux, qu'on n'a d'ailleurs jamais trouvées après le sixième mois de la grossesse.

A une époque plus récente, M. Dastre a découvert des réserves phosphatiques dans les plaques du chorion des fœtus, chez un grand nombre d'espèces appartenant aux ruminants et aux pachydermes. Cette accumulation est la plus développée de la quatorzième à la dix-septième semaine. La production décline ensuite rapidement, de sorte qu'au terme de la gestation, il n'en reste plus de traces. Ces réserves ont été créées par l'organisme en vue des grands besoins prochains, car au cinquième mois chez la femme, le fœtus commence à s'ossifier ; le cartilage se trouve remplacé par des cellules osseuses qui nécessitent une énorme quantité de phosphates.

Chez un grand nombre de femmes des classes aisées, dit Jolly, les éléments histologiques ont une charpente minérale phosphatée extrêmement faible, quelquefois même presque physiologique minimum de leur constitution minérale. La conséquence de cet état est que les phénomènes vitaux étant faibles, l'élimination de l'acide phosphorique est minime, d'où il suit que les réserves phosphatiques ne peuvent être que très insuffisantes. Aussi voyons-nous les mères subir un épuisement considérable et le drainage des phosphates est tellement actif qu'il va jusqu'à entamer la réserve phosphatique osseuse et produire l'ostéomalacie. C'est bien un drainage des phosphates du tissu dentaire qui est la cause des caries de grossesse, c'est un drainage anormal qui prouve la fatigue générale de l'organisme. On pourra nous objecter que le mouvement fluxionnaire du côté de la bouche chez les femmes enceintes, la sialorrhée suffirait à expliquer la fréquence de la carie dentaire pendant la grossesse. C'est ainsi que le Dr Jamon prétend qu'il faut plutôt tenir compte de la réaction fréquemment acide de la salive et des vomissements acides pendant les premiers mois de la grossesse. C'est ce que nos observations n'ont nullement confirmé : les femmes enceintes que nous avons eu à soigner présentaient des réactions salivaires variables, faisaient depuis longtemps de l'antisepsie minutieuse de la bouche et étaient malgré cela aussi bien atteintes les unes que les autres. Mais les dents atteintes étaient, ce qui est d'observation courante et même populaire, les premières molaires et aussi les prémolaires. Il est à peine besoin de rappeler que ces dents ont une constitution généralement inférieure aux autres, que la dent de six ans est le témoin de toutes les maladies de l'enfant. S'il y a élection des caries sur ces dents, c'est que déjà de qualité inférieure, leur taux phosphatique se trouve à cette période de crise encore plus rapidement abaissé que celui des autres dents.

Les mêmes réflexions s'imposent au sujet des caries dentaires chez la femme qui allaite. On a écrit, depuis Mauriceau, qu'il fallait écarter les nourrices de mauvaise dentition dans un but d'esthétique, dans un but de propreté, dans un but de mastication. Toutes ces considérations sont secondaires à celle que nous répétons encore ici : les caries multiples qui frappent au cours de l'allaitement, indiquent une insuffisance de l'organisme à trouver dans l'alimentation journalière les ressources minérales nécessaires à l'enfant. Un rappel de ces phosphates a lieu de tous les organes qui en sont riches et l'emprunt forcé devient la loi du moment pour les dents et précisément à une période où d'autre part leur travail est au maximum. Nous venons de passer en revue l'ensemble des fatigues physiologiques pour lesquelles certains individus se trouvent mal préparés et incapables de satisfaire à une tâche normale bien que discontinue ; dans ces nombreux cas, nous avons pu constater la déchéance de l'organe dentaire.

L'action des maladies aiguës ne sera pas moins fâcheuse. Elles entravent en effet ou suppriment la nutrition et sont par conséquent au premier rang pour s'accompagner de manifestations osseuses.

« On trouve, dit Albert Robin, que le coefficient de déminéralisation organique est plus élevé à la première période de la phtisie pulmonaire et qu'il tombe à des minima chez les sujets qui ont succombé ou chez ceux qui sont malades depuis un temps très long. De là à établir une relation entre cette déminéralisation et l'invasion tuberculeuse, il n'y a qu'un pas, d'autant plus qu'il me paraît à peu près démontré que cette déminéralisation peut précéder et précède même ordinairement l'éclosion de la tuberculose. »

Il serait banal de rappeler ici toutes les affections capables d'amener ces complications de caries multiples : ce que nous pouvons dire, c'est que le grand nombre des observations que nous avons pu recueillir, porte avant tout sur des tuberculeux, sur des convalescents de fièvre typhoïde, sur des mères ayant allaité, sur des chlorotiques graves, sur des malades atteints d'affections nerveuses. Bon nombre de patients se plaignaient seulement des dents quand nous avons commencé à les traiter, leur état général ne les avait pas encore inquiétés ; c'est avec des intervalles de six mois, un an, que nous les avons vu revenir presque tous frappés de nouvelles caries, et ayant subi une altération dans la santé. Il nous a fallu, pour plusieurs, les mettre en éveil sur des symptômes qui ne les préoccupaient pas et leur faire consulter leur médecin. Certes bien des tuberculeux, bien d'autres malades peuvent marcher à une terminaison fatale avec une dentition intacte ou presque intacte, mais ce qui nous a frappé, c'est que tous ceux chez lesquels nous avons trouvé des caries multiples, écloses dans une période assez courte, présentaient soit dès le début, soit dans des examens successifs, un mauvais état général.

En présence de caries ou de destruction atteignant de 6 à 15 dents, dans un laps de temps de six à dix-huit mois, il n'est pas téméraire, à notre avis, d'en tirer un pronostic sérieux et d'en conclure que l'on se trouve en présence d'une période critique pour l'organisme. Nous n'avons pas parlé de la notion d'hérédité, car d'abord on ne peut pas dire que la carie soit héréditaire, mais seulement une certaine prédisposition constitutive du tissu dentaire, une insuffisance minérale. Ceux qui possèdent ces dents de qualité inférieure n'en seraient que mieux frappés, plus sûrement atteints par les causes de déchéance déjà rappelées. Une conviction, de plus en plus générale se forme, en définitive sur cette question de la résistance dentaire ; c'est que s'il y a des tares héréditaires, il y a encore davantage de tares acquises par l'enfant et par l'adulte. Il semble dès lors possible, puisque le taux minéral élevé du tissu dentaire est la base de sa durée, de relever celui-ci par une alimentation riche en phosphates ; d'ailleurs toutes les recherches ethnologiques faites sur l'homme à ce sujet, toutes les observations sur les animaux, basées sur le régime alimentaire et ses variations, semblent le confirmer.

Par conséquent, maintenant que nous arrivons à la connaissance de ces lésions spéciales, il deviendrait utile de nous en servir comme signe révélateur d'autres maladies à début et à marche insidieuse. Peut-être serons-nous en droit d'en modifier le pronostic, d'en atténuer les conséquences, par une thérapeutique appropriée, s'adressant non seulement aux lésions locales, mais plus haut à la cause réelle, aux troubles de la nutrition.

DU MÊME AUTEUR

1895. Examen clinique et bactériologique de 137 cas de diphtérie de l'adulte.

1898. Les dents de lait : époques de leur apparition.

—— Soins de la bouche et des dents dans les pensionnats et écoles.

—— Les dents de lait : anomalies de leurs dates d'apparition.

—— Le traitement médical du mal de dent.

1899. La douleur est-elle évitable au cours des opérations dentaires ?

—— Du rôle du pharynx, de la bouche et du nez dans le mécanisme de la parole et du chant.

—— De l'emploi de l'eau oxygénée comme antiseptique buccal.

—— Moyens employés pour fixer les dentiers.

—— Rougeole et stomatite.

—— Nécessité de l'antisepsie buccale.

—— Stomatite grippale.

—— Nécessité de l'examen périodique de la bouche et des dents.

—— Hygiène de la bouche. Soins journaliers chez les sujets sains.

www.ingramcontent.com/pod-product-compliance
Lightning Source LLC
LaVergne TN
LVHW021532140926
848035LV00047B/1311
9782014106947